AF319407

ESSAI

SUR LES

ALTÉRATIONS ANATOMIQUES

QUI CONSTITUENT

SPÉCIALEMENT L'ÉTAT DYSSENTÉRIQUE ;

Par M. GÉLY, Docteur-Médecin,

SECRÉTAIRE DE LA SECTION DE MÉDECINE DE LA SOCIÉTÉ ROYALE
ACADÉMIQUE DE LA LOIRE-INFÉRIEURE.

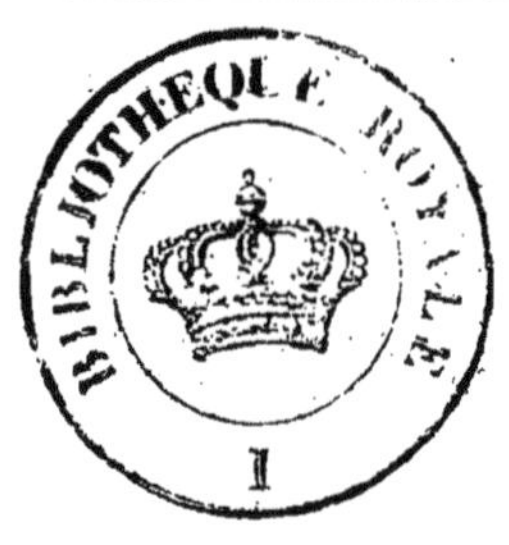

La dyssenterie reconnaît pour cause une phlegmasie aiguë ou chronique du gros intestin. Tous les auteurs modernes sont tombés d'accord sur ce fait ; mais ils ont négligé d'étudier cette phlegmasie dans sa marche, son aspect, sa durée. Les caractères anatomiques de la dyssenterie sont incertains et contestés, telle est du moins l'impression qu'a fait naître en moi la lecture des traités les plus modernes. La divergence des auteurs sur ce point m'a suggéré l'envie de poursuivre quelques recherches déjà anciennes, afin d'éclairer ce point d'anatomie pathologique. Les faits que j'ai recueillis étant déjà assez nombreux, assez concluants pour permettre d'en tirer des conséquences positives, je vais indiquer les unes, après avoir exposé les autres. (1)

On sait que depuis Hippocrate (2), et particulièrement sur la foi de ce génie observateur, la plupart des pathologistes ont admis la dyssenterie comme une affection spéciale bien distincte de la diarrhée intestinale, et caractérisée anatomiquement par l'ulcération des intestins qui font suite à l'ileum. On sait encore que nos médecins physiologistes la confondent dans la description commune des phlegmasies du gros intestin sous le nom de *colite*. Mais comme il est évident que la dyssenterie revêt une forme spéciale qui diffère de quelques autres affections diarrhéiques, il est plus que probable qu'elle correspond à une altération anatomique spéciale qu'on devait s'attacher à découvrir. Cependant, depuis Morgagni jusqu'à nos jours, on ne rencontre qu'incertitude à cet égard. (3) Ce créateur de l'anatomie pathologique discute l'opinion des anciens, et prouve, contrairement à elle, que, dans la dyssenterie, si les intestins s'ulcèrent souvent, cela n'arrive pas toujours. Il cite des exemples d'ulcères petits et innombrables; mais il pose aussi en fait incontestable que les malades peuvent rendre des corps gras en apparence, charnus ou membraneux, sans qu'aucune ulcération affecte les intestins; il donne, en effet, des exemples de membranes rendues par les selles, et cherche à démontrer que celles-ci ne sont autre que l'epithelium épaissi des in-

---

(1) Je dois déclarer ici que l'inspection anatomique a été faite en commun avec mon collègue et ami le docteur Bonamy, avec M. Mahot, D.-M. ; MM. Boucher et Hoëix, élèves internes, sous les yeux de M. Marion de Procé, médecin de l'Hôtel-Dieu de Nantes. Je suis tombé d'accord avec eux sur l'aspect et la nature des lésions matérielles, mais ils pourraient avoir une opinion différente sur leur succession, leur mode de production et de terminaison. Il importe donc que je leur laisse la faculté d'en tirer publiquement les conclusions qu'ils croiraient légitimes, quoique différentes de celles que je vais poser.

(2) Sect. 4, aphor. 24. — Voyez aussi Celse de *re medica*, lib. 4, c. 15 *in princi.*)

(3) Lettre 31, § 13, 2, 15. -- Lettre 31, § 15, 19, 20.

testins et non la muqueuse elle-même, bien qu'il ne nie pas la possibilité de la destruction de cette membrane (§ 21). En somme, il ne croit pas que les ulcérations soient aussi fréquentes que le croyaient les anciens; mais il blâme Sydenham d'avoir dit qu'il n'en existait jamais dans la dyssenterie. Il indique la gangrène dans plusieurs paragraphes. (Lett. 34, 35; § 8, 10, 23.)

Parmi les auteurs modernes, les uns donnent l'existence d'ulcérations sur la muqueuse du gros intestin comme un fait constant et spécial; les autres le regardent comme accessoire ou le nient complètement.

Les élèves de l'école physiologique décrivent, à propos de la dyssenterie ou plutôt de la colite, toutes les nuances de l'inflammation érythémateuse, pseudo-membraneuse ou ulcéreuse, sans rattacher plus spécialement l'une ou l'autre à l'entité dyssentérique. C'est la conséquence nécessaire de l'attention exclusive que cette école accorde à constater l'irritation plutôt qu'à en différencier la nature.

D'autres praticiens qui, suivant les progrès des sciences médicales, n'ont pas cru devoir se contenter des assertions un peu légères de quelques écrivains à ce sujet; d'autres praticiens, dis-je, ont regardé l'existence des ulcérations comme un fait général, prédominant, ou tout au moins très-fréquent; tels sont MM. Bretonneau, Rostan, Thomas, Roche.

Parmi les médecins modernes qui cultivent l'anatomie pathologique, et nient formellement l'existence des ulcérations comme fait général dans la dyssenterie, nous citerons MM. Chomel (1), Fournier, Cayol... (2)

Je regrette de ne pouvoir citer l'opinion de l'homme qui fait le plus autorité en France, relativement à l'anatomie pathologique. Malheureusement, M. Cruveilhier n'a rien publié que je sache sur ce sujet. On peut en dire autant de M. Andral.

---

(1) *Diction.*, 21 vol.
(2) *Grand Dict.*

Récemment, deux jeunes médecins, habitant comme nous des lieux souvent affligés par la dyssenterie, ont publié des travaux intéressants sur cette question.

———

M. Guéretin, d'Angers (1), a ouvert les cadavres de 25 dyssentériques tous morts dans les 40 premiers jours. C'est donc plus spécialement l'état aiguë qui s'est présenté à lui ; il le résume ainsi :

I. — L'inflammation légère ou bornée de l'estomac ou des intestins, a été rencontrée fréquemment ; elle était quelquefois prédominante.

II. — Souvent on a rencontré vers la fin de l'intestin grêle des *boursoufflements grisâtres,* et rarement des érosions.

III. — Jamais le cœcum ne présenta de resserrement de sa cavité ni dépaississement des parois ; boursoufflures grisâtres, constantes, prononcées, étendues, confluentes ; rarement du ramollissement, ou des ulcérations, deux fois des érosions.

IV. — Toujours une résistance anormale au doigt, dans les gros intestins (rugosités), resserrement, épaississement plus prononcé en bas, variant de 1\4 de ligne à 2 lignes ; l'épaississement parut siéger dans la musculeuse et la muqueuse.

V. — Constamment un *boursoufflement* grisâtre occupant toute la partie inférieure du tube ; quelques ulcérations (qui manquaient souvent) ; un boursoufflement noirâtre occupant la partie inférieure du gros intestin. On croirait la muqueuse gangrénée, si elle ne résistait au doigt. Ce boursoufflement a son siége dans la muqueuse seule. A l'état aigu il n'offrait plus (2) l'aspect de mamelons isolés ou confluents, ce n'est qu'à une époque plus avancée qu'il formait les bourrelets dont j'ai parlé.

———

(1) Archiv., t. 7, p. 54.
(2) C'est *pas* qu'il faut lire.

VI. — Les ulcérations variaient très-peu, suivant les époques ; elles ne présentèrent jamais le caractère des ulcérations intestinales que l'on observe à la suite de la phtiysie ; elles manquaient souvent, surtout au début.

VII. — Il n'y eut que deux fois des érosions.

VIII. — Le ramollissement de la muqueuse existait, surtout entre les boursoufflures ; il n'était jamais très-apparent.

Nous ferons observer que rien n'est moins clair que l'indication de marbrures, de boursoufflements !! que la description des ulcérations est fort incomplète ; enfin que l'auteur n'a pas semblé prévoir des causes d'erreurs dont nous démontrerons plus tard la réalité.

M. Thomas de Tours (1) entreprit quelques recherches sérieuses à ce sujet en 1831 et 1833. Il conclut, dans son travail, en faveur des anciens qui regardaient l'existence des ulcérations comme le caractère essentiel de la maladie. D'après un très-grand nombre de nécropsies, il est évident pour lui que les anciens ont trouvé juste, et que les modernes sont dans une complète erreur. Ceci est, comme on le voit déjà, en opposition formelle avec ce que posait son collègue d'Angers (§ VI) ; que les ulcérations étaient rares, surtout au début.

M. Thomas remarque avec raison que l'altération des parois intestinales est dans un rapport nécessaire avec l'aspect et la nature des matières sécretées, et que l'un ne peut être étudié séparement de l'autre.

I. — Il n'a point ouvert de cadavre avant le 8.ᵉ jour de la maladie (2). A cette époque, on trouve des ulcérations arrondies, évidemment folliculaires, qui s'élargissent, se confondent plus tard. Le fond de ces ulcères est privé de muqueuse.

II. — L'épaississement des parois, leur infiltration

------

(1) *Archives*, 1835, VII, 456.
(2) P. 460.

pendant cette période, prouvent que l'inflammation n'est pas bornée à leur surface.

III. — Les évacuations alvines sont toujours glaireuses, muqueuses, sanguinolentes au début; enfin, on voit souvent, après le 8.ᵉ jour, des flocons ou débris muqueux au fond d'un liquide très-chargé de sang.

IV. — Plus tard, une pellicule pseudo-membraneuse très-mince, jaune ou verdâtre protège la petite ulcération. On en trouve quelquefois sur la muqueuse elle-même; les débris muqueux des selles qui apparaissent quelquefois dès le 4.ᵉ ou 5.ᵉ jour, sont exclusivement le produit des fausses membranes développées sur les ulcères, ou du dépouillement de la muqueuse (1). On en détache des iles avec le dos du scalpel, avec une grande facilité.

V. — C'est après cette période d'ulcération avancée que l'on rencontre çà et là des bosselures recouvertes de l'enduit pseudo-membraneuse, granulé, gris, brunâtre, jaunâtre ou verdâtre au-dessous duquel le tissu cellulaire à nu est considérablement épaissi, rougi, d'un blanc luisant, lardacé dans son épaisseur, la membrane musculaire est fort hypertrophiée. M. Thomas admet ainsi que le plus souvent la fausse membrane se développe après la disparition de la muqueuse (2).

VI. — L'épaisseur des parois intestinales au niveau des bosselures est de 4 à 5 lignes dans quelques cas.

VII. — La terminaison d'un état si grave, lorsqu'il n'entraîne pas la mort, se fait par une cicatrice dure, rosée, avec froncement, que M. Thomas croit avoir rencontrée, ou bien, par le passage gradué de la couche celluleuse de l'inflammation gris-noir, à un endurcissement blanc lardacé. Cette membrane de nouvelle formation ressemble à celle qui tapisse les trajets fistuleux.

VIII. — M. Thomas remarque que ces altérations doivent se rencontrer du 8.ᵉ au 20.ᵉ jour, c'est-à-dire dans la dyssenterie aiguë (3).

---

(1) 461, 462.
(2) 464, 468.
(3) 470.

IX. — Dans la seconde période (probablement celle qui succède à la destruction complète de la muqueuse), (1) une grande quantité de petites ulcérations d'une ligne ou deux de diamètre se développent sur cette tunique celluleuse, s'étendent, se confondent, de là les larges ulcères qui mettent à nu la musculeuse. Alors les évacuations sont purulentes.

X. — Enfin, M. Thomas a vu deux fois les ulcères envahir toute l'épaisseur jusqu'à la péritonéale. C'était chaque fois dans l'S iliaque du colon.

XI. — M. Thomas a examiné toutes les pièces avec le plus grand soin, souvent deux fois, après macération à l'air et sous l'eau ; il faut avouer en outre que ses descriptions sont claires et toujours empreintes d'une grande expérience pratique en anatomie.

Quelles différences nombreuses entre lui et M. Guéretin. L'un a observé toujours des marbrures, des boursoufflements, rarement des ulcérations ; l'autre n'a vu que des ulcères et des fausses membranes à leur surface. Les bosselures qu'il indique correspondent probablement aux boursoufflements du premier.

M. Thomas, seul et le premier assurément, indique cette énorme destruction de la muqueuse, dont tout le gros intestin pouvait se trouver dépouillé. Observons ici que M. Thomas a certainement vu plus que son collègue, et qu'il paraît aussi avoir mieux vu. Les deux observateurs ont décrit la dyssenterie aiguë et épidémique.

Les faits qui nous ont servi à établir les propositions qui vont suivre, sont au contraire des faits isolés et appartenant à toutes les périodes de la maladie. Cette déclaration est importante, car le caractère spécial que revêt une maladie épidémique, peut entraîner quelque différence dans la marche des altérations anatomiques.

I. — Chez des sujets morts d'affections étrangères,

(1) 470.

mais qui avaient présenté dans les derniers jours de leur existence un dévoiement dyssenterique très-bien caractérisé, nous n'avons trouvé qu'une rougeur très-vive du gros intestin, plusieurs fois étendu à la fin de l'iléon. Cette rougeur était plus prononcée vers le rectum, et surtout à sa partie inférieure (1). Nous avons observé en même temps une espèce de développement des villosités muqueuses, qu'il était facile de coucher et de relever avec le doigt comme un gazon touffu. La muqueuse elle-même parut épaissie, et les tuniques intestinales gonflées par une infiltration de liquides séreux. Nous avons rencontré bien rarement les ulcères folliculeux et le ramortissement de la muqueuse dans cette période.

Cette altération anatomique correspondrait à l'époque où l'on rencontre des selles simplement muqueuses, ou même légèrement teintes de sang, pendant les 3, 4 ou 5 premiers jours, peut-être bien au-delà, si la maladie marche lentement, ou tend à rester stationnaire.

II. — Lorsque la maladie avait duré un peu plus long-temps, 6, 8, 10, 12 jours, nous avons constaté, outre cette rougeur plus ou moins étendue de la muqueuse, un épaississement ou engorgement très-marqué de celle-ci, et surtout de la couche celluleuse sous-jacente. Dans quelques circonstances, nous avons vu des myriades de petits points noirs entourés d'une aréole blanchâtre élevée, large d'une demi-ligne, visibles à l'œil et surtout à la loupe, qui n'étaient évidemment que l'indice du canal des follicules muqueux tuméfiés. Dans un cas, toute la surface du gros intestin en était parsemée, du rectum à la valvule. Dans un grand nombre, le point noir central était remplacé par une très-petite ouverture grisâtre, comme ulcéreuse, conduisant au fond du crypte (2). Quelques-unes de ces ulcérations miliaires avaient jusqu'à 2 et 3 lignes de diamètre.

(1) V. Bilard. V. Andral, *Anat. path.*, t. 2, p. 173,
(2) V. L'*Anat. path.* d'Andral, t. 2, p. 96.

III. — A la même période, au lieu d'ulcérations miliaires, nous avons observé une hypertrophie encore plus notable de la couche muqueuse. Celle-ci est comme mamelonnée, de grosses éminences applaties au sommet, de couleur blanchâtre, grise ou brune se dessinent à la surface de l'intestin et sont pressées les unes contre les autres par suite de l'action prédominante et continue des fibres circulaires. On voit que l'engorgement inflammatoire des couches internes n'a pu se développer qu'à la faveur de ce plissement, qui a donné lieu à une tuméfaction irrégulière. Les bosselures, ou mamelons muqueux, sont recouverts par une pellicule pseudo-membraneuse, sèche, grisâtre, qu'on dirait être un épithélium épaissi. Elles sont circonscrites et séparées par des sillons qui ne s'aperçoivent qu'en étalant l'intestin. Ceux-ci sont plus rouges, plus humides que les bosselures, le tissu muqueux y conserve davantage son aspect normal. Partout la membrane est épaissie, durcie. En passant le doigt sur la surface intestinale, on croirait toucher la face utérine du placenta. Partout on distingue de nombreux follicules, déjà béants, ou simplement reconnaissables à leur point noir central.

IV. — Toujours vers cette période, mais dans des circonstances évidemment plus graves, nous avons rencontré fréquemment toute la surface de la muqueuse, recouverte par une pellicule pseudo-membraneuse (1), qu'il est parfois très-facile de prendre pour la membrane elle-même, à cause de sa couleur et de son adhérence. Le grattage permet de l'enlever par lambeaux de dimensions variables, qui se roulent sur eux-mêmes, à mesure qu'on les détache. Ils sont secs, friables, plus ou moins teints de sang. La muqueuse paraît alors généralement sèche, elle présente quelquefois les mêmes bosselures, ou mamelons que nous avons indiqués dans le paragraphe précédent, qui disparaissent aussi en partie, quand on distend transversalement l'intestin. On observe que la

____

(1) V. L'*Anat. path.* d'Andral, t, 2, p. 161-2,

pseudo-membrane est surtout adhérente au pourtour de leur base, et qu'elle ne s'étend pas dans les sillons intermédiaires, en sorte que l'intestin ainsi distendu, présente comme une série d'ulcérations peu profondes, serpentant autour de ces tuméfactions ou bosselures de la muqueuse; après, la macération, le grattage avec le dos du scalpel, fait disparaître 1.º les bosselures qui reprennent le niveau général de la muqueuse; 2.º la pellicule pseudo-membraneuse ; avec elle l'apparence d'ulcérations qui peut en imposer très-facilement, et qui nous en imposa effectivement pendant les premiers moments.

V. — Dans d'autres circonstances, où la mort des malades était survenue également dans le second septénaire, et sous le coup d'affections multiples, nous avons observé la péllicule pseudo-membraneuse qui recouvrait comme d'habitude les parties de la muqueuse saillante dans la cavité intestinale; mais cette dernière membrane était simplement plissée par l'action de la tunique musculaire et non gonflée, tumefiée; elle était même plutôt amincie. La couleur de la péllicule variait du brun au gris-noirâtre. De nombreux follicules hypertrophiés, béants, ulcérés, se voyaient dans le cœcum (ulcérations miliaires). On retrouvait la même lésion dans l'S du colon. Enfin, tout le rectum était d'une couleur grissale, qui nous parut se rapporter à une phlegmasie plus ancienne. La muqueuse était rouge partout ailleurs. La macération permit de détacher le lendemain la pseudo-membrane, la muqueuse parut comme criblée de petites érosions, peu profondes, de 1/4 à 3 lignes de diamètre, ne s'étendant pas au-delà de la muqueuse, et quelquefois assez rapprochées pour lui donner l'aspect d'une dentelle. L'identité de ces érosions avec les ulcérations miliaires est évidente. Dans un cas où les lésions anatomiques étaient fort analogues, la fausse membrane, au lieu d'être uniformément étendue, se présentait sous forme de lambeaux isolés, mais les cryptes ulcérés étaient bien plus nombreux. Dans ce cas encore la muqueuse ne présen-

tait pas de bosselures ni d'épaississement. Elle était facile
à déchirer.

VI. — Chez ce même sujet, nous eûmes l'occasion
de constater une lésion dont nous ne concevions pas
même la possibilité, et que nous ignorions alors avoir
été constatée par M. Thomas; nous voulons parler de la
destruction d'une grande partie de la muqueuse du gros
intestin. Outre la rougeur, la production pseudo-membraneuse, l'hypertrophie, la dilatation et l'ulcération des
follicules, qu'on observait dans certains points, nous
rencontrâmes de véritables pertes de substance par plaques circonscrites, mais assez étendues, où la tunique
fibreuse apparaissait bien certainement à nu. La fermeté,
l'absence des villosités, la couleur blanc-sale, l'examen
attentif de la coupe de l'intestin sur ce point même, ne
laissaient aucun doute à cet égard. La coloration de la
muqueuse variait du rouge au gris-ardoisé. Elle était
plutôt amincie qu'épaissie. Dans quelques points, les villosités semblent hypertrophiées et plus résistantes que de
coutume; après une macération de 24 heures, ces altérations de la muqueuse furent constatées de nouveau, et
les cryptes furent alors particulièrement examinés dans
l'intention de déterminer si leur canal central était bien
évidemment ulcéré, dans tous les cas, si le fond du
crypte lui-même présentait une érosion analogue: nous
ne pûmes nous en assurer d'une manière positive ni à
l'œil ni à la loupe. Nous pensions alors, et nous pensons
encore qu'une simple dilatation du canal précède com-
munément son ulcération. Mais, en poursuivant ces recherches, nous fûmes fort surpris de voir sortir d'un de
ces cryptes, en apparence ulcéré, un globule muqueux
arrondi, consistant, parfaitement analogue à un grain de
sagou à moitié *crevé* dans l'eau bouillante. En opérant
sur les autres follicules une pression latérale (comme
pour les tannes de la peau), nous vîmes chaque fois sortir
de l'orifice ulcéré un globule muqueux toujours gros
comme la tête d'une forte épingle. Nous croyons pouvoir conclure de ce fait que l'organe excréteur, le crypte

ou follicule existait encore, malgré l'ulcération apparente des parois de son canal excréteur.

VII. — Chez un jeune militaire, qui succomba aux suites d'une stomatite gangreneuse, avec diarrhée, pendant les derniers jours (peut-être 10 à 12), nous avons dernièrement rencontré une altération du gros intestin, qui présentait tous les éléments déjà indiqués avec des caractères de simplicité et d'évidence bien remarquables. Tout le gros intestin, depuis la valvule jusqu'à l'anus, présente une série continue de gros bourgeons ou boursoufflements d'une couleur rouge intense, brune ou verte dans le cœcum. Ces gros bourgeons sont rangés symétriquement sur trois de front dans toute la longueur de l'intestin, et séparés dans le même sens par trois sillons profonds. Transversalement, ces gros mamelons sont aussi séparés par des sillons très-marqués, mais moins réguliers. L'intestin ouvert pouvait être comparé à un damier. Il fut très-facile de constater que les mamelons rouges correspondaient aux cellules de l'intestin, et les sillons qui les séparaient aux diverses couches musculaires, savoir: les trois sillons longitudinaux aux trois bandes contractiles, les sillons transverses aux faisceaux de la couche circulaire qui forment l'éperon des cellules. Cette apparence mamelonnée de l'intestin était donc due en partie au *renversement* qu'éprouvent les cellules, lorsqu'on étale l'intestin ouvert sur une surface plane. L'incision pratiquée sur le centre même de ces bosselures servit à nous convaincre que cette cause n'était pas la seule. La muqueuse était soulevée, écartée de la fibreuse, au sommet de ces bosselures, tandis que dans les points correspondants aux sillons, elle gardait à peu près ses rapports naturels. Il suit de là, que si l'on se reporte par la pensée au moment où l'intestin était encore intact dans l'abdomen, chacun de ces mamelons saillants deviendra légèrement concave, et représentera une des cellules du colôn dont le centre sera seulement élevé et acuminé comme celui d'un furoncle. Enfin, si l'on suppose que l'action de la tunique musculeuse circulaire convulsi-

13

vement contractée efface tout-à-fait cette cavité, vous n'aurez plus alors qu'une triple rangée de mamelons saillants, pressés dans la cavité rétrécie de l'intestin.

Ceux qu'on observait vers le rectum étaient d'un rose-vif; ceux du colon, d'un rouge intense ; mais, dans le cœcum, on remarquait que leur circonférence était d'un rouge-brun, tandis que leur sommet était occupé par une production d'un vert-poracé intense, que nous prîmes d'abord pour un dépôt de bile ou de matières fécales. Ni les lotions répétées, ni un léger grattage ne purent le faire disparaître.

En examinant de très-près ou avec une forte loupe la surface intestinale, nous reconnûmes tous trois que ces mamelons étaient formés par une agglomération de petites vésicules demi-transparentes, du volume d'un grain de millet, en général, recouverte à son centre d'une petite squamme ou pellicule rougeâtre, grisâtre ou verdâtre, suivant le degré d'inflammation. Quelques-unes de ces vésicules parurent entr'ouvertes et comme déchirées. Elles paraissaient pressées les unes contre les autres, à la façon des granulations d'une mûre ou d'une framboise. La muqueuse leur formait une enveloppe commune très-évidemment injectée là où on la voyait à nu. Dans les intervalles de ces mamelons, on voyait des follicules nombreux, moins distincts, mais reconnaissables à leur point gris-noir caractéristique, ou tuméfiés et représentant aussi une espèce d'ampoule. Celles-ci étaient moins volumineuses que celles des mamelons, et n'étaient point recouvertes de fausses membranes, la transition entre l'hypertrophie des follicules et cet état était facile à saisir. Sans doute, dans ce cas, au lieu de s'ulcérer l'utricule se remplit et se couvre au sommet d'une fausse membrane squameuse.

Au toucher, la surface intestinale était ferme, rugueuse, inégale, et partout d'un rouge intense. Dans quelques points, il existait une espèce de froncement avec adhérence des plis contigus de la muqueuse. Nous avions déjà observé ces sortes de coarctations qui cèdent d'ordinaire à une macération prolongée.

Les fausses membranes ou squames qui couvraient chaque crypte, y étaient si fortement adhérentes, que le grattage ne parvenait jamais à les détacher au centre. La muqueuse était épaissie et très-ferme.

Dans une circonstance où la maladie remontait certainement à plus de deux septénaires, nous avons trouvé une altération très-grave de l'S romaine et du rectum. (Endurcissement, fausse membrane, couleur noire-verdâtre, hypertrophie mamelonnée). Mais tout le reste du gros intestin ne présentait pas d'autre altération qu'une production pseudo-membraneuse bornée au bord libre, ou éperon qui sépare chaque loge de l'intestin. Ce genre d'altération se prolongeait dans le tiers inférieur de l'intestin grêle, et siégeait seulement sur le bord libre des valvules conniventes, qui, beaucoup plus nombreuses et plus longues qu'à l'ordinaire, descendaient presque jusqu'à un pied de la valvule iléo-cœcale.

VIII.— Chez un malade mort dans le courant du 4.e septénaire, mais qui avait présenté une amélioration très-grande, suivie d'une rechute aussi grave que promptement mortelle, nous avons rencontré une lésion uniforme, caractérisée par la destruction gangreneuse de la membrane interne et de la couche fibreuse. Toute la surface du gros intestin était d'une couleur gris-noirâtre. Plongé dans l'eau, on voyait des lambeaux gris-sale, flottants, qui appartenaient aux débris de la muqueuse et de la fibreuse. Celle-ci était seulement à nu dans quelques points ; dans d'autres, elle était détruite, ce que la coupe verticale démontrait très-bien. Il n'existait pas un seul point de muqueuse intacte. Il est difficile de concevoir une désorganisation aussi étendue en surface et en profondeur. Là où il reste quelque chose de la fibreuse, elle est infiltrée. La musculeuse, fort pâle, l'est aussi. La sous-péritonéale est épaissie. —Chez un autre sujet, cette gangrène paraissait s'être opérée au fond des ulcères folliculeux parvenus au diamètre de 5 à 8 lignes ; car on observait, d'une part, de plus petits ulcères sans gangrène ; et, de l'autre, la muqueuse intacte dans beaucoup de points.

IX. — Les lésions que nous venons de décrire comme appartenant au deuxième septénaire, sont celles de la couche muqueuse; mais nous avons *toujours* vu dans la dyssenterie que l'altération s'étendait aux autres éléments anatomiques. La plus constante de ces altérations était un épaississement marqué des parois intestinales avec infiltration séreuse des couches perméables, surtout de la musculeuse, qui devient pâle et comme demi-transparente (teinte de la pierre à fusil). L'épaisseur de l'intestin a été parfois de plus de 2 lignes et demie. La tunique sous muqueuse a presque toujours paru engorgée ou infiltrée. Ses fibres, comme disséquées, se montraient verticalement étendues du sommet des mamelons à la musculeuse (1), soit qu'elle fût plus extensible ou plus épaisse dans ce point, elle avait acquis une ligne au moins d'étendue.

Jamais je n'ai vu l'ulcération s'étendre aux autres membranes, ce dont je ne nie pas la possibilité; jamais non plus les ulcérations n'ont pris le caractère des ulcères à bords élevés tels que ceux des phthisiques. Nous avons observé deux fois de larges ulcérations autour de la valvule; mais elles n'avaient donné lieu, du vivant de l'individu, à aucun symptôme, et le poumon était tuberculeux.

X. — Ces mêmes lésions générales de l'intestin se rencontrèrent, mais à un moindre degré, dans les cas qui appartiennent au premier septénaire.

XI. — Les altérations qui caractérisent l'état chronique sont en rapport avec celles que nous avons indiquées pour l'état aigu. Après une durée de deux à trois mois, nous avons observé des lésions non moins variées.

Nous venons de rencontrer récemment, chez un homme mort de péricardite, et qui avait présenté pendant assez long-temps un devoiement dyssentérique remontant à trois mois, une coloration grisâtre de tout le cœcum et de la moitié du colon, avec un léger épaississement de la membrane muqueuse; la coarctation était médiocre

---

(1) V. Andral, *Anat. Path.*, t. II, p. 68.

ainsi que l'infiltration. Les follicules étaient très-rares, les viscosités un peu développées.

On observe encore :

(*A.*) Etat mamelonné, plus tranché sous tous les rapports et surtout sous celui du volume. Les bosselures, fortement serrées les unes contre les autres, n'ont plus de formes régulières. Les sillons qui les séparent ne sont plus droits, et leurs parois fortement appliquées l'une contre l'autre, ne se séparent que fort incomplètement, quand on distend en travers, ou qu'on presse fortement sur l'intestin. Les sommets de ces mamelons sont applatis comme s'ils se touchaient pendant la vie.

(*B.*) La dureté au doigt qui s'y promène, l'épaississement, le racornissement, sont extrêmes. La coloration varie du brun au gris-noirâtre, dans la muqueuse.

(*C.*) L'infiltration de la membrane sous-muqueuse est remplacée par une véritable hypertrophie, qui donne à l'intestin une solidité et une épaisseur très-remarquables (1). C'est cet état de coarctation avec hypertrophie de la sous-muqueuse qui maintient le calibre de l'intestin aux plus petites dimensions.

(*D.*) La pellicule pseudo-membraneuse se rencontre encore dans cette période, nous l'avons vue recouvrir comme une écorce fendillée, toute cette surface dure et rugueuse. Elle était fort dense, et l'on ne pouvait la détacher entièrement en grattant avec le scalpel ; son adhérence était surtout marquée au niveau du centre des follicules dilatés, dans lesquels elle semblait pénétrer. Elle semblait usée au sommet des mamelons, où nous n'avons pu la saisir, tandis qu'elle était très-évidente vers leur circonférence. Sa coloration varie du blanc-sale au gris, et du rouge au brun. Elle était généralement mince, sèche et tenace.

(*E.*) Les follicules étaient nombreux, hypertrophiés, dilatés et même ulcérés, mais le nombre de ces derniers n'était pas considérable ; nous n'avons vu que

---

(1) V. aussi l'*Anat. path.* d'Andral, t. 2. 58. 66.

celle forme de dyssenterie chronique, ce qui ne veut pas dire que nous la croyons unique.

L'altération que nous venons de décrire pouvait être comparée pour sa forme tuberculeuse, et la nature lardacée des couches celluleuses, à certains gonflements éléphantiasiques. Il est évident qu'un état si grave ne pourrait guérir qu'à l'aide d'un temps fort long et d'un régime bien sévère.

XII. — Quant aux altérations de la partie supérieure du tube qui accompagne le plus souvent la dyssenterie, nous avons trouvé, comme les observateurs précités, des nuances variées d'inflammation, dont la description ne rentre pas dans notre sujet. Une seule fois, nous avons vu la production pseudo-membraneuse s'étendre dans l'intestin grêle.

———————

Il importe maintenant de mettre en rapport les trois descriptions anatomiques que nous avons résumées, de faire ressortir leurs points de contact et leurs différences, enfin de rechercher les causes qui peuvent ainsi faire varier la lésion anatomique.

I. — Un seul phénomène est indiqué comme constant par les trois résumés, c'est l'épaississement des parois, dû particulièrement à celui de la sous-muqueuse. Cet épaississement atteignait parfois 3, 4, 5 lignes; il était dû à un engorgement ou infiltration séreuse, véritable œdème actif, développé sous l'empire de l'irritation intestinale. Ce fait si général, si fondamental, prouve à mon sens que l'affection connue sous le nom de dyssenterie, ne siège pas exclusivement dans la muqueuse intestinale, mais qu'elle occupe à des degrés différents, toutes les tuniques de l'intestin. Sous ce rapport, le nom de colite lui conviendrait assez bien.

Ici cesse la concordance absolue ? La contraction convulsive et permanente de la tunique musculeuse circulaire et le froncement des deux membranes internes, qui en est la suite nécessaire , me semblent cependant des phénomènes généraux, qu'on ne saurait contester.

II. — M. Guéretin a vu (1), dans un cas particulier où le malade fut enlevé par un choléra accidentel au 5.ᵉ jour d'une affection dyssentéristique, la muqueuse des quatre derniers pouces du rectum, d'un rouge rosé, et un peu gonflée. Nous avons observé une altération identique dans des circonstances analogues, et nous avons noté, de plus, une espèce d'hypertrophie des viscosités, l'épaississement et l'œdème des parois intestinales. Enfin, nous avons rencontré, dans cette période, mais beaucoup plus rarement que M. Thomas, les ulcères folliculeux et le ramollissement de la muqueuse.

III. Pour ce qui a plus spécialement rapport au second septénaire :

M. Guéretin signale des marbrures, des boursoufflements de couleur très-variées, comme la lésion la plus fréquente. M. Thomas parle de bosselures que l'on rencontre çà et là ; mais , après la période d'ulcération et de destruction de la muqueuse qui constitue, suivant lui, l'essence de la maladie. Malheureusement, ces deux auteurs ne décrivent point les états qu'ils indiquent par ces noms de boursoufflements, de bosselures ? Cependant, il serait permis de croire que la description du premier se rapporte à cette espèce d'hypertrophie mamelonnée que nous avons observée si fréquemment. (Voyez parag. III.) Il importe seulement d'observer que nous ne lui donnons pas le nom de boursoufflement, parce qu'il nous a semblé que cet état de tuméfaction n'était pas dû seulement au gonflement de la muqueuse ; mais qu'il reconnaissait *encore* pour cause un plissement, un froncement mécanique produit par la coarctation de la tunique musculaire, ce que M. Guéretin semble avoir méconnu. Il est en effet bien constaté que la macération, ou le déplissement, fait disparaître en grande partie ces tuméfactions. Il me semblerait difficile d'admettre que M. Thomas ait voulu dési-

____

(1) *Loco citato* , p. 71.

gner le même état sous le nom de bosselures. Les détails qu'il donne à cet égard tendent à le faire rapporter (1) à une altération ou bourgeonnement de la tunique fibreuse, après la chute du tégument interne. Altération que nous n'avons pas été assez heureux pour rencontrer. Il ne paraît pas avoir reconnu l'état que nous avons décrit plus amplement que M. Guéretin. Il faut avouer que la description de M. Thomas laisse beaucoup à désirer sous ce rapport, et qu'elle ne donne pas une parfaite certitude qu'il ait su se garantir de toute prévention et, par suite, de toute erreur.

Nous croyons avoir observé cette altération, de manière à connaître parfaitement son siége, sa nature, son mode de développement et ses complications. Nous allons exposer brièvement notre manière de voir à ce sujet.

La tuméfaction dont il s'agit ne réside pas uniquement dans la membrane muqueuse ; celle-ci est cependant alors hypertrophiée, durcie, soulevée. L'engorgement des tissus sous-muqueux et des follicules mucipares qu'il renferme, n'est pas moins évident, et nécessite le soulèvement de la muqueuse intestinale. Nous avons vu que ces follicules paraissaient groupés en bien plus grande quantité au fond des cellules du cœcum et du colon, ce qui déterminait la position de ces bosselures que nous avons trouvées une fois rangées, sur trois de front, dans toute la longueur de l'intestin, aussi régulièrement que des soldats marchant en colonne. Si cette forme régulière ne s'observe pas toujours, c'est que l'inflammation est d'ordinaire plus diffuse, et que les mamelons, bientôt confondus à leur base, donnent naissance à une surface épaissie, comme fendillée, mais dans laquelle on peut encore reconnaître la physionomie primitive du mal.

L'engorgement et l'infiltration de la tunique fibreuse elle-même concourent encore à former la tuméfaction mamelonnée dont il s'agit.

Mais une cause toute mécanique vient imprimer une

----

(1) *Loco citato*, p. 462.

figure spéciale à cet engorgement inflammatoire des tuniques internes. Savoir : la contraction du plan musculeux circulaire ; l'irritation directe ou l'exercice des lois de coordination déterminent cette contraction incessante, énergique, dont les effets sont faciles à apprécier ; 1.º Froncement, plissement des tuniques internes et surtout de la muqueuse ; 2.º formation de mamelons saillants séparés par des rigoles profondes ; celles-ci correspondront nécessairement aux points où la muqueuse est plus solidement fixée aux couches sous-jacentes, et où l'intestin a plus de solidité et d'épaisseur. A mesure que l'engorgement inflammatoire fait de nouveaux progrès, cet état s'exagère et se modifie, les sillons deviennent des fissures profondes et étroites, dont les parois sont appliquées l'une contre l'autre, et qui ne font réellement plus partie du calibre de l'intestin. Celui-ci se trouve encore obstrué par les sommets des mamelons qui se touchent entre eux dans les moments de contractions convulsives, et ne laissent, dans les moments de calme, qu'un passage étroit aux matières excrétées. En ouvrant un intestin, dans ces circonstances, sa surface rouge, inégale, fendillée, et son épaississement, lui donnent une apparence toute spéciale qui rappelle certaines formes des affections cutanées chroniques, que sa dureté, sa rugosité au doigt tendent encore à en faire rapprocher. Nous avons déjà dit que la macération faisait disparaître toutes ou presque toutes ces inégalités.

Cet état que nous proposerions de nommer hypertrophie mamelonnée, se complique le plus souvent avec les ulcérations folliculaires et l'excrétion pseudo-membraneuse. Dans les faits que nous avons observés, cette dernière altération était généralement plus remarquable, plus évidente que la première.

IV. — L'engorgement des cryptes, l'ulcération de leurs conduits excréteurs, ont été mentionnés par tous, bien que d'une manière différente.

M. Guéretin indique des ulcérations qui ne revêtent jamais le caractère de celles des phthisiques, et qui manquent plus fréquemment qu'elles ne se rencontrent, comme le phénomène le plus remarquable après les boursoufflures. Il observe avec justesse que leur forme varie très-peu suivant les époques, et qu'elles n'existaient pas au début. Il n'a pas désigné leur siége.

M. Thomas a constaté ces ulcérations dès le huitième jour ; il reconnaît qu'alors elles ont pour point de départ l'ouverture des cryptes. Elles sont, suivant lui, très-nombreuses et très-fréquentes, et peuvent s'élargir jusqu'à se confondre les unes dans les autres ; elles donnent naissance à la pellicule pseudo-membraneuse qui les recouvre. Elles constituent, aux yeux de cet observateur, la lésion essentielle fondamentale de la dyssenterie.

Dans tous les cas qu'il nous a été donné d'observer, nous avons rencontré, soit des cryptes tuméfiés visibles à l'œil nu, ou à la loupe, soit une ouverture anormale de leur cavité. Un point gris-noirâtre dans le premier cas, une très-petite ouverture infundibulaire, ou une érosion large de 2 à trois lignes, dans le second, étaient les caractères que nous recherchions avec soin, avant comme après la macération. Rarement l'altération des follicules était bornée à une région ; mais elle ne s'élevait pas toujours jusqu'à l'ulcération ; ces ulcérations variaient de forme et d'aspect, suivant l'état des couches où elles siégeaient. Quand la muqueuse était comme hypertrophiée et le tissu sous-jacent très-gonflé, le crypte paraissait seulement béant, l'ulcère aurait pu alors admettre avec peine l'extrémité d'une plume de corbeau ; il était par contre assez profond. Dans les cas où nous avons trouvé la muqueuse amincie, les ulcérations étaient généralement plus larges ; elles atteignaient alors jusqu'à 3 lignes de diamètre, et leur profondeur était très-minime : il y avait si peu de différence de niveau entre leur fond et la surface où elles siégeaient, qu'il fallait souvent regarder de très-près pour les apercevoir. Jamais les bords n'étaient tuméfiés et relevés comme dans les ulcérations des phthisiques ; ils étaient seulement coupés nettement comme avec un emporte-

pièce. Nous avons cependant observé quelquefois sur
ces bords des filaments celluleux grisâtres qui flottaient
dans l'eau et semblaient indiquer que tous les éléments
anatomiques du crypte n'étaient pas également frappés
de destruction. Lorsque ces érosions régulièrement arrondies étaient groupées dans une région, la muqueuse
prenait l'apparence d'une dentelle. Ainsi que plusieurs
observateurs l'ont remarqué, cet état était en général
bien plus marqué, lorsqu'il y avait amincissement de la
muqueuse, comme si ces deux formes anatomiques
eussent été engendrées par une cause commune. Dans
tous les cas, le pourtour de l'ulcération était revêtu par
une couche grise adhérente analogue à celle des aphthes
ulcéreux de la membrane buccale. Dans beaucoup de
circonstances, cette coloration grise était produite par
la présence du tissu cellulaire mis à nu et mortifié.
Dans un très-grand nombre de circonstances, on voyait
distinctement une petite squame pseudo-membraneuse
de couleur très-variée, placée sur l'orifice béant, auquel
elle adhérait centre pour centre. Souvent les squames
voisines se confondaient entre elles. Le fait mentionné
au § 7, nous présenta ces phénomènes de la manière la
plus évidente. Les ulcérations nous ont toujours paru
affecter également tous les cryptes d'une même région.
Nous n'avons pas observé que l'S iliaque en fût plus
fréquemment atteinte que les autres portions du gros intestin. La réunion de ces ulcérations entre elles donnait
lieu à des érosions très-diversement figurées. Cette fusion était surtout fréquente et étendue dans les cas d'a-
mincissement où la perte de substance était ordinairement arrondie et quelquefois assez vaste. L'hypertrophie
de la muqueuse a coïncidé avec cette fusion des ulcères, mais bien moins fréquemment. La perte de substance était moins étendue, irrégulière, serpigineuse, et
dirigée suivant la longueur de l'intestin ; elle simulait
une petite plaie ulcéreuse à bords rapprochés l'un de
l'autre. Ceux-ci étaient maintenus par la contraction des
tissus sous-jacents, et particulièrement des tuniques
fibreuses et musculeuses.

Il est une forme d'altération des follicules dont nous avons rapporté un exemple au paragraphe 7, et qui se rapproche évidemment des ulcères folliculeux ; cette tuméfaction des cryptes groupés, qui rappelait la structure de la framboise, cette demi-transparence des utricules qu'ils représentaient, l'existence d'une squame sèche à leur sommet, sont autant de raisons qui doivent faire regarder cette altération comme une variété de forme dans l'état pathologique habituel des follicules.

Nous avions regardé cette ampoule vésiculeuse comme le résultat de la distension de la cavité du crypte par une matière muqueuse, et nous espérions constater ce phénomène après avoir détaché la fausse membrane écailleuse à l'aide de la macération ; malheureusement il ne nous a pas été possible de poursuivre nos recherches sur ce sujet. Il importe cependant de remarquer que cet état pathologique, qui peut être considéré comme opposé à l'ulcération, coïncidait avec une hypertrophie mamelonnée, ce qui confirme notre opinion touchant le rapport de coïncidence qui paraît exister entre l'hypertrophie ou l'amincissement et les ulcères folliculeux. Il reste cependant bien constaté pour nous que les follicules peuvent présenter, dans la dyssenterie, d'autres altérations que l'ulcération des parois de leur canal excréteur.

On trouve, en général, autour de chaque follicule engorgé, une aréole rosée ou rouge-foncé, plus ou moins tuméfiée, souvent aussi la coloration de la muqueuse est uniforme, et cette aréole manque, soit que la membrane hypertrophiée soit très-rouge, soit qu'étant amincie, elle ne soit que faiblement colorée. Dans un cas où il y avait, chez un vieillard, co-existence de pétéchies extérieures, nous avons trouvé les cryptes entourés d'une ecchymose profonde et d'un rouge noir. Il y avait en même temps hypertrophie avec injection vive et ulcérations folliculeuses.

L'anatomie pathologique serait encore appelée à résoudre une question qui n'est pas sans importance ; il s'agirait de déterminer si l'ulcération s'étend en profondeur autant et plus qu'en largeur; si elle détruit ou respecte le crypte lui-même, si le fond de l'ulcère est toujours constitué par le tissu fibreux mis à nu, ou si, au contraire, on y rencontrerait, le plus souvent, un reste de la couche muqueuse qui tapisse le follicule. Dans le cas où toutes ces éventualités seraient démontrées, il faudrait encore déterminer dans quelles circonstances chacune d'elles se rencontre le plus souvent. Nous admettons *à priori* que, dans un grand nombre de cas, l'ulcération ronge toute l'épaisseur des couches internes et met la fibreuse à nu; mais il nous paraît probable que, dans un plus grand nombre encore, elle se borne à élargir l'orifice du crypte et laisse celui-ci intact. Ce que nous avons rapporté au paragraphe 6, de la possibilité d'en faire sortir par la pression un globule muqueux très-consistant, me semble démontrer la persistance du follicule dans certains cas d'ulcération de leur orifice. Quant aux ulcérations larges et profondes, détruisant la couche fibreuse et disséquant les faisceaux de la musculeuse (1), elles appartiennent à l'état chronique, et nous ne les avons rencontrées dans cette période que chez des tuberculeux. La fréquence des ulcères folliculeux, dans la dyssenterie, nous semble un fait indubitable; mais nous n'en ferions pas, comme M. Thomas, le caractère essentiel, anatomique, de la maladie. Il est, du reste, certain que les personnes qui ont proclamé cette proposition n'avaient pas toujours vu avec une grande sagacité.

V. — La production d'une pellicule pseudo-membraneuse avait déjà été mentionnée par un grand nombre d'observateurs.

M. Guéretin ne semble pas l'avoir observée; il n'en parle point et ne cherche aucunement à s'expliquer l'absence constante d'une altération que d'autres médecins avaient signalée.

---

(1) Voy. Thomas, § 9.

M. Thomas, au contraire, donne à ce sujet des détails très-positifs. Il indique son existence sur la muqueuse et sur les ulcères folliculeux qu'elle serait destinée, suivant lui, à protéger du contact des matières irritantes. C'est sans doute parce qu'il a constaté qu'elle commence sur les follicules ulcérés par une pellicule mince et adhérente, que M. Thomas émet cette opinion relativement à sa destination. Il indique sa ténuité, sa résistance ; il admet ensuite, sans difficulté, que cette fausse membrane se développe sur les régions privées de membrane muqueuse. Celle-ci partagerait donc avec la tunique fibreuse la faculté de donner naissance à cette pellicule. Comme il n'a point indiqué l'état d'hypertrophie de la membrane muqueuse, il ne dit rien de la combinaison de ces deux altérations.

Voici quelles sont les observations générales que nous avons faites par rapport à cette fausse membrane : elle était toujours mince, pelliculaire, sèche, très-adhérente, de couleur très-variable, grise, jaunâtre, verdâtre, plus souvent rouge, brune ou noirâtre ; sa tenacité était en général assez grande pour qu'après la macération elle pût se détacher par lambeaux. Nous l'avons toujours rencontrée au-dessus de la muqueuse, et jamais évidemment en contact avec la tunique fibreuse ; souvent elle était étalée par plaques continues sur toute la surface libre de l'intestin. Cet état était à-peu-près constant dans les cas d'hypertrophie mamelonnée ; mais alors il arrivait souvent que la pellicule pseudo-membraneuse n'apparaissait dans les plis de la muqueuse que sous forme d'une couche semi-liquide, rougeâtre, facile à détacher avec le scalpel. Nous avons encore rencontré plusieurs fois la pseudo-membrane sous une autre forme : c'est celle que nous avons indiquée sous le nom de squame. On voyait alors de très-petites écailles minces, sèches, très-adhérentes au centre, groupées les unes à côté des autres, et simulant ainsi une fausse membrane continue. C'est surtout par la macération que l'on constate bien l'existence d'une fausse membrane aussi solidement adhérente que celle-là. Il est certain pour nous qu'elle couvre également la muqueuse et les orifices des cryptes, qu'ils soient ulcérés ou non ; il est encore certain que c'est surtout au niveau de cet orifice qu'elle est plus adhérente, ce qui se voit très-bien sur les petites squames dont nous avons parlé. Ces deux formes de fausse membrane ont été observées chez le même sujet.

Au-dessous de celte pellicule, la membrane muqueuse, le plus souvent épaissie, quelquefois amincie, était toujours d'un rouge très-prononcé ; il nous a semblé que l'épaisseur, la solidité de la fausse-membrane, étaient en raison de l'état d'engorgement des couches internes. En sorte que, lorsque celles-ci étaient sensiblement amincies, la couche pseudo-membraneuse se réduisait à un enduit semi-concret, rougeâtre, facile à détacher. L'existence de celte fausse membrane nous a paru très-fréquente, ce qui tient sans doute à ce que nous avons surtout rencontré la forme hypertrophique. La pellicule squamiforme nous semble appartenir surtout à celte altération de la muqueuse et des cryptes.

VI. — L'amincissement, le ramollissement, la destruction de la muqueuse du gros intestin, n'ont point été mentionnés par M. Guéretin comme faits généraux ; il indique seulement comme rares le ramollissement et les érosions. C'est surtout au sommet des boursoufflures qu'il l'a rencontré.

M. Thomas décrit, au contraire, une destruction partielle, souvent fort étendue, de la muqueuse intestinale qui nous paraît reconnaître pour cause les altérations dont nous venons de parler. Cet observateur a trouvé (1) une très-grande portion de l'intestin dépouillé de son tégument interne, présentant à nu la couche fibreuse reconnaissable à sa couleur, son éclat, sa dureté, sa continuité jusqu'à la tunique musculaire... Cette destruction résulterait, suivant lui, de trois causes : 1.º L'extension des ulcérations folliculeuses qui finiraient par

____

(1) P. 463 et 464.

se confondre; 2.º un ramollissement de la muqueuse qui se convertirait en une gelée rougeâtre (1); 3.º une altération du tissu cellulaire sous-muqueux (2) qui permettrait à cette membrane de se détacher par lambeaux plus ou moins étendus, que M. Thomas a retrouvés dans les selles (3). Ce serait une véritable exfoliation qui se ferait pendant la vie. La description que l'auteur donne de cet état, nous semble manquer de précision et de clarté, comme celle qu'il a donnée des bosselures. Quant aux observations particulières, elles ne sont pas assez riches de détails anatomiques pour lever l'obscurité dont nous nous plaignons.

Nos observations particulières sont loin de s'accorder complètement avec celles des deux observateurs que nous avons cités, voici quel en a été le résultat.

(*A*) — L'amincissement des couches muqueuses nous semblerait bien moins fréquent que leur hypertrophie, si nous en jugions uniquement d'après ce que nous avons vu; cet amincissement coïncidait toujours avec un épaississement des parois, avec infiltration; il était ordinairement général, et jamais compliqué avec des hypertrophies partielles; il était au contraire fréquemment accompagné de productions pseudo-membraneuses et d'ulcérations. Le ramollissement était encore une complication plus fréquente; la couleur de la membrane variait alors plus souvent du blanc-rosé au rouge, que du rouge au brun; la surface intestinale n'était alors ni dure, ni rugueuse. La fausse membrane était généralement molle, ou semi-concrète. Dans ce cas, les ulcères plus larges que dans tout autre, étaient alors si peu profonds, qu'il fallait se placer à contre-jour pour les apercevoir distinctement.

(*B*) — Le ramollissement de la muqueuse ne nous a semblé commun que dans le cas d'amincissement; nous l'avons constaté dans les points recouverts par la fausse

(1) 466.
(2) 462.
(3) 462.

membrane comme dans les autres; sa couleur variait beaucoup; les parties s'enlevaient sous forme de bouillie rosée ou sanguinolente; le ramollissement était souvent circonscrit par plaques, quelquefois il était fort étendu.

(C) — Destruction des téguments du gros intestin: J'ai déjà dit, § VI, que nous avions constaté cet état pathologique avant de savoir qu'il avait été observé par M. Thomas. Nos observations communes concordent donc pour en établir l'existence, mais son mode de production ne nous paraît pas aussi compliqué. Sans nier que les ulcérations en s'agrandissant ne puissent se confondre, nous regarderons cette cause comme secondaire, parce que nulle part nous n'avons rencontré un état évidemment transitoire. Quant à l'exfoliation de lambeaux isolés de la muqueuse, nous n'avons encore rien vu qui puisse nous faire admettre un phénomène si extraordinaire; nous n'avons jamais trouvé de lambeaux à moitié détachés. La véritable cause, la plus fréquente, au moins, c'est le ramollissement de la membrane qui, réduite à l'état de bouillie inorganique, se trouve entraînée par les matières qui parcourent l'intestin. Cette destruction coïncidait toujours avec l'amincissement et le ramollissement; elle était parfois en plaques disséminées, souvent étendues de plusieurs pouces, dans la longueur de l'intestin. Nous ne l'avons observée qu'un petit nombre de fois, mais il nous a toujours été facile de distinguer à leurs caractères propres, le tissu fibreux, la muqueuse et la pellicule, dans chacun des points où ils se montraient à la surface libre; la comparaison de ces trois surfaces était un excellent contrôle qui pouvait servir à lever tous les doutes; aussi n'en conservons-nous aucun sur la réalité de l'altération décrite par M. Thomas.

Nous n'avons jamais constaté d'une manière évidente le développement de la fausse membrane sur le tissu fibreux. De même que nous n'avons jamais vu le sommet des mamelons ou bosselures dépouillés de muqueuse. La couleur du tissu fibreux, mis à nu, passait quelquefois au gris-sale. Les bords de la solution de continuité de la muqueuse étaient toujours tellement amincis, qu'ils étaient fort difficiles à découvrir.

(*D*) — Les observations que nous avons rapportées au § VIII, page 20, nous donnent l'occasion d'ajouter à cette espèce de destruction par ramollissement, la destruction par gangrène de la muqueuse et du tissu sous-muqueux ; elle était dans ces cas portée au maximum, mais elle doit être assez fréquemment bornée à de plus petites surfaces. Cette altération ne peut du reste être révoquée en doute, puisqu'elle a été indiquée par un certain nombre d'observateurs ; si l'on devait en juger par les observations présentes, elle ne serait pas très-commune : nous l'avons cependant rencontrée déjà deux fois.

VII. — Ce sujet important mérite encore de nouvelles recherches, que nous n'avons pas été à même de poursuivre ; les complications phlegmasiques du tube, les divers modes de terminaison et de guérison, l'état chronique mériteraient surtout d'être étudiés ?

———

Nous allons actuellement présenter quelques corollaires, poser quelques questions relatives aux faits que nous venons d'exposer.

I. — La dyssenterie reconnaît pour cause anatomique une altération des tuniques propres de l'intestin qui ne se borne jamais à la muqueuse, cependant celle-ci est évidemment plus affectée que les autres, surtout dans la période aiguë.

II. — L'engorgement des cryptes, du tissu cellulaire sous-muqueux, l'infiltration et l'épaississement sont des phénomènes constants (pour peu que la maladie ait duré quelques jours), et qui prouvent cette assertion.

III. — La part que prend la tunique musculaire à cette maladie est difficile à déterminer, mais il n'en est pas de même à l'égard des couches muqueuses et sous-muqueuses où se passent les phénomènes inflammatoires les plus importants.

IV. En analysant ces phénomènes on serait tenté d'admettre quatre formes différentes de dyssenterie. Les caractères de chacune d'elles seraient : 1.º L'hypertrophie mamelonnée ; 2.º Les ulcérations folliculeuses ; 3.º Les fausses membranes ; 4.º L'amincissement avec ramollissement. Mais la plupart de ces états pouvant se combiner deux à deux ou trois à trois, cette division répondrait mal à la nature.

V.— Il vaudrait sans doute mieux se borner à distinguer deux formes spéciales et pour ainsi dire opposées. L'hypertrophie mamelonnée et l'amincissement. Chacune d'elles pouvant être compliquée d'ulcération et de fausse membrane. Encore est-il vrai de dire que cette dernière production est toujours plus caractérisée, lorsqu'il y a hypertrophie, de même que les ulcérés sont surtout étendus dans les cas d'amincissement. Il y a donc un double antagonisme dans les quatre formes précédemment indiquées.

VI. — Il serait fort important d'étudier ces deux formes sous le point de vue étiologique et symptomatologique. Il me semble permis de croire qu'il serait possible de les distinguer.

VII. — La dyssenterie inflammatoire correspondrait peut-être à la première forme ; et la dyssenterie adynamique, à la seconde. On sait en effet que les épidémies de dyssenterie présentent dans leur marche de très-notables différences. Ce sujet demande des recherches !

Les observations recueillies par M. Thomas présentaient très-fréquemment la seconde forme, celles que nous avons analysées offraient plus souvent la première.

VIII. — Quel est l'élément anatomique envahi le premier par l'inflammation. Est-ce la muqueuse ? Sont-ce les follicules, peut-être tous les deux à la fois. Dans tous les cas, la phlegmasie s'étend rapidement de l'un à l'autre, et consécutivement encore au tissu sous-muqueux.

IX. — L'affection des follicules explique bien la nature constante et caractéristique des selles, comme l'extension de l'altération aux couches musculaires explique le ténesme et les épreintes. Enfin, la production d'une fausse membrane teinte de sang indique la source probable de ces flocons membraneux qu'on voit si souvent flotter dans les selles.

X. — Il est permis de croire que celles-ci doivent varier comme les symptômes généraux dans les deux formes anatomiques indiquées. Une étude dirigée dans ce sens pourrait servir à éclairer le pronostic.

XI. — L'affection constante des follicules explique la fréquence des ulcérations qui n'ont pas d'autre siége. Mais ces ulcérations ne sont pas le caractère fondamental de la maladie ; de là vient qu'elles manquent souvent. Il ne faut pas du reste perdre de vue qu'un grand nombre des médecins qui en ont parlé avaient pris pour des ulcères, soit des érosions, soit des déchirures de la fausse membrane adhérente, soit les sillons qu'on trouve autour des bosselures. La figure de ces ulcérations varie très-peu, leur nombre et leur largeur varient beaucoup.

XII. — La fausse membrane se rencontre moins fréquemment que les ulcères, quoiqu'elle soit très-commune. Cette altération indique comme l'affection et l'ulcération des cryptes une phlegmasie spéciale née sous l'empire de causes modificatrices profondes. L'étiologie, la symptomatologie et l'anatomie sont ici parfaitement d'accord.

XIII. — Le développement de cette pellicule mérite de fixer l'attention. Il est évident qu'elle prend également naissance sur la muqueuse libre et sur l'orifice des cryptes, ce qui prouve que l'ulcération n'envahit que fort tard la partie profonde du follicule.

XIV. — Le développement de la fausse membrane sur le tissu fibreux nous semble fort douteux : nous n'avons rien vu qui pût nous y faire croire. Ce tissu était ordinairement dépouillé ou seulement recouvert d'une couche semi-liquide plus ou moins rouge, que nous considérons comme les débris de la muqueuse. Il faut, en effet, considérer que celle-ci peut, à la rigueur, être frappée de ramollissement après la formation de la fausse membrane, et que tout détritus situé au-dessous en est évidemment le produit et le représentant.

XV. — Les altérations qu'on rencontre dans le premier septénaire se bornent à la rougeur, à la coarctation, à l'hypertrophie des villosités, à l'engorgement général, et quelquefois elles s'étendent aux ulcères folliculeux et au ramollissement.

XVI. — Les altérations qui caractérisent les 2.ᵉ, 3.ᵉ et 4.ᵉ septénaires, sont bien plus variées. La coarctation, l'épaississement général, l'hypertrophie mamelonnée, l'amincissement, le ramollissement, les ulcères folliculeux, les fausses membranes, la destruction générale et la gangrène de la muqueuse et du tissu cellulaire sous-jacent, sont fréquemment observés

XVII. — L'état chronique qui commence vers le 5.ᵉ septénaire, et qui est encore bien moins connu, nous a offert à cette époque l'engorgement général avec hypertrophie et induration du tissu cellulaire, la coarctation, l'épaississement de la muqueuse avec coloration grise très-prononcée, et développement des villosités.

XVIII. — Après deux à trois mois d'existence, l'épaississement général était extrême, l'infiltration remplacée par une sorte d'œdème squirrheux, l'hypertrophie mamelonnée portée très-loin, ainsi que la dureté et le racornissement. Les ulcères folliculeux, et surtout les fausses membranes, nous ont semblé assez fréquents. Nous avons encore vu des selles, bien décidément purulentes, alterner avec des matières solides, chez deux sujets qui ne présentaient d'ailleurs que des symptômes fort obscurs de colite chronique, ce qui nous donne l'occasion de rappeler que M. Andral a vu toute la surface du colon (1) tapissée par une couche abondante de pus épais.

XIX. — Il importe surtout de rechercher désormais le rapport de ces altérations anatomiques, avec les divers symptômes et l'aspect des excrétions alvines variées qu'on observe dans la dyssenterie.

---

(1) *Anat. Path.*, t. II, p. 139.